WOCHE: _______________

	FRÜHSTÜCK	MITTAGESSEN	ABENDESSEN	SNACKS
MONTAG				
DIENSTAG				
MITTWOCH				
DONNERSTAG				
FREITAG				
SAMSTAG				
SONNTAG				

EINKAUFSLISTE

Notizen/Symptome/Unverträglichkeiten:

	FRÜHSTÜCK	MITTAGESSEN	ABENDESSEN	SNACKS
MONTAG				
DIENSTAG				
MITTWOCH				
DONNERSTAG				
FREITAG				
SAMSTAG				
SONNTAG				

EINKAUFSLISTE

Notizen/Symptome/Unverträglichkeiten:

WOCHE:

FRÜHSTÜCK   MITTAGESSEN   ABENDESSEN   SNACKS

MONTAG
DIENSTAG
MITTWOCH
DONNERSTAG
FREITAG
SAMSTAG
SONNTAG

EINKAUFSLISTE

Notizen/Symptome/Unverträglichkeiten:

	FRÜHSTÜCK	MITTAGESSEN	ABENDESSEN	SNACKS
MONTAG				
DIENSTAG				
MITTWOCH				
DONNERSTAG				
FREITAG				
SAMSTAG				
SONNTAG				

EINKAUFSLISTE

Notizen/Symptome/Unverträglichkeiten:

	FRÜHSTÜCK	MITTAGESSEN	ABENDESSEN	SNACKS
MONTAG				
DIENSTAG				
MITTWOCH				
DONNERSTAG				
FREITAG				
SAMSTAG				
SONNTAG				

EINKAUFSLISTE

Notizen/Symptome/Unverträglichkeiten:

WOCHE:

	FRÜHSTÜCK	MITTAGESSEN	ABENDESSEN	SNACKS
MONTAG				
DIENSTAG				
MITTWOCH				
DONNERSTAG				
FREITAG				
SAMSTAG				
SONNTAG				

EINKAUFSLISTE

Notizen/Symptome/Unverträglichkeiten:

WOCHE:

	FRÜHSTÜCK	MITTAGESSEN	ABENDESSEN	SNACKS
MONTAG				
DIENSTAG				
MITTWOCH				
DONNERSTAG				
FREITAG				
SAMSTAG				
SONNTAG				

EINKAUFSLISTE

Notizen/Symptome/Unverträglichkeiten:

	FRÜHSTÜCK	MITTAGESSEN	ABENDESSEN	SNACKS
MONTAG				
DIENSTAG				
MITTWOCH				
DONNERSTAG				
FREITAG				
SAMSTAG				
SONNTAG				

EINKAUFSLISTE

Notizen/Symptome/Unverträglichkeiten:

WOCHE:

	FRÜHSTÜCK	MITTAGESSEN	ABENDESSEN	SNACKS
MONTAG				
DIENSTAG				
MITTWOCH				
DONNERSTAG				
FREITAG				
SAMSTAG				
SONNTAG				

EINKAUFSLISTE

Notizen/Symptome/Unverträglichkeiten:

WOCHE:

	FRÜHSTÜCK	MITTAGESSEN	ABENDESSEN	SNACKS
MONTAG				
DIENSTAG				
MITTWOCH				
DONNERSTAG				
FREITAG				
SAMSTAG				
SONNTAG				

EINKAUFSLISTE

Notizen/Symptome/Unverträglichkeiten:

WOCHE:

	FRÜHSTÜCK	MITTAGESSEN	ABENDESSEN	SNACKS
MONTAG				
DIENSTAG				
MITTWOCH				
DONNERSTAG				
FREITAG				
SAMSTAG				
SONNTAG				

EINKAUFSLISTE

Notizen/Symptome/Unverträglichkeiten:

WOCHE:

	FRÜHSTÜCK	MITTAGESSEN	ABENDESSEN	SNACKS
MONTAG				
DIENSTAG				
MITTWOCH				
DONNERSTAG				
FREITAG				
SAMSTAG				
SONNTAG				

EINKAUFSLISTE

Notizen/Symptome/Unverträglichkeiten:

	FRÜHSTÜCK	MITTAGESSEN	ABENDESSEN	SNACKS
MONTAG				
DIENSTAG				
MITTWOCH				
DONNERSTAG				
FREITAG				
SAMSTAG				
SONNTAG				

EINKAUFSLISTE

Notizen/Symptome/Unverträglichkeiten:

	FRÜHSTÜCK	MITTAGESSEN	ABENDESSEN	SNACKS
MONTAG				
DIENSTAG				
MITTWOCH				
DONNERSTAG				
FREITAG				
SAMSTAG				
SONNTAG				

EINKAUFSLISTE

Notizen/Symptome/Unverträglichkeiten:

WOCHE:

	FRÜHSTÜCK	MITTAGESSEN	ABENDESSEN	SNACKS
MONTAG				
DIENSTAG				
MITTWOCH				
DONNERSTAG				
FREITAG				
SAMSTAG				
SONNTAG				

EINKAUFSLISTE

Notizen/Symptome/Unverträglichkeiten:

WOCHE: ___________________

	FRÜHSTÜCK	MITTAGESSEN	ABENDESSEN	SNACKS
MONTAG				
DIENSTAG				
MITTWOCH				
DONNERSTAG				
FREITAG				
SAMSTAG				
SONNTAG				

EINKAUFSLISTE

Notizen/Symptome/Unverträglichkeiten:

WOCHE: _______________________

	FRÜHSTÜCK	MITTAGESSEN	ABENDESSEN	SNACKS
MONTAG				
DIENSTAG				
MITTWOCH				
DONNERSTAG				
FREITAG				
SAMSTAG				
SONNTAG				

EINKAUFSLISTE

Notizen/Symptome/Unverträglichkeiten:

WOCHE:

	FRÜHSTÜCK	MITTAGESSEN	ABENDESSEN	SNACKS
MONTAG				
DIENSTAG				
MITTWOCH				
DONNERSTAG				
FREITAG				
SAMSTAG				
SONNTAG				

EINKAUFSLISTE

Notizen/Symptome/Unverträglichkeiten:

WOCHE:

	FRÜHSTÜCK	MITTAGESSEN	ABENDESSEN	SNACKS
MONTAG				
DIENSTAG				
MITTWOCH				
DONNERSTAG				
FREITAG				
SAMSTAG				
SONNTAG				

EINKAUFSLISTE

Notizen/Symptome/Unverträglichkeiten:

WOCHE: ____

	FRÜHSTÜCK	MITTAGESSEN	ABENDESSEN	SNACKS
MONTAG				
DIENSTAG				
MITTWOCH				
DONNERSTAG				
FREITAG				
SAMSTAG				
SONNTAG				

EINKAUFSLISTE

Notizen/Symptome/Unverträglichkeiten:

WOCHE: ____________________

	FRÜHSTÜCK	MITTAGESSEN	ABENDESSEN	SNACKS
MONTAG				
DIENSTAG				
MITTWOCH				
DONNERSTAG				
FREITAG				
SAMSTAG				
SONNTAG				

EINKAUFSLISTE

Notizen/Symptome/Unverträglichkeiten:

WOCHE:

	FRÜHSTÜCK	MITTAGESSEN	ABENDESSEN	SNACKS
MONTAG				
DIENSTAG				
MITTWOCH				
DONNERSTAG				
FREITAG				
SAMSTAG				
SONNTAG				

EINKAUFSLISTE

Notizen/Symptome/Unverträglichkeiten:

WOCHE:

	FRÜHSTÜCK	MITTAGESSEN	ABENDESSEN	SNACKS
MONTAG				
DIENSTAG				
MITTWOCH				
DONNERSTAG				
FREITAG				
SAMSTAG				
SONNTAG				

EINKAUFSLISTE

Notizen/Symptome/Unverträglichkeiten:

	FRÜHSTÜCK	MITTAGESSEN	ABENDESSEN	SNACKS
MONTAG				
DIENSTAG				
MITTWOCH				
DONNERSTAG				
FREITAG				
SAMSTAG				
SONNTAG				

EINKAUFSLISTE

Notizen/Symptome/Unverträglichkeiten:

WOCHE:

	FRÜHSTÜCK	MITTAGESSEN	ABENDESSEN	SNACKS
MONTAG				
DIENSTAG				
MITTWOCH				
DONNERSTAG				
FREITAG				
SAMSTAG				
SONNTAG				

EINKAUFSLISTE

Notizen/Symptome/Unverträglichkeiten:

WOCHE: ______________________

	FRÜHSTÜCK	MITTAGESSEN	ABENDESSEN	SNACKS
MONTAG				
DIENSTAG				
MITTWOCH				
DONNERSTAG				
FREITAG				
SAMSTAG				
SONNTAG				

EINKAUFSLISTE

Notizen/Symptome/Unverträglichkeiten:

	FRÜHSTÜCK	MITTAGESSEN	ABENDESSEN	SNACKS
MONTAG				
DIENSTAG				
MITTWOCH				
DONNERSTAG				
FREITAG				
SAMSTAG				
SONNTAG				

EINKAUFSLISTE

Notizen/Symptome/Unverträglichkeiten:

WOCHE:

	FRÜHSTÜCK	MITTAGESSEN	ABENDESSEN	SNACKS
MONTAG				
DIENSTAG				
MITTWOCH				
DONNERSTAG				
FREITAG				
SAMSTAG				
SONNTAG				

EINKAUFSLISTE

Notizen/Symptome/Unverträglichkeiten:

WOCHE: ____

	FRÜHSTÜCK	MITTAGESSEN	ABENDESSEN	SNACKS
MONTAG				
DIENSTAG				
MITTWOCH				
DONNERSTAG				
FREITAG				
SAMSTAG				
SONNTAG				

EINKAUFSLISTE

Notizen/Symptome/Unverträglichkeiten:

	FRÜHSTÜCK	MITTAGESSEN	ABENDESSEN	SNACKS
MONTAG				
DIENSTAG				
MITTWOCH				
DONNERSTAG				
FREITAG				
SAMSTAG				
SONNTAG				

EINKAUFSLISTE

Notizen/Symptome/Unverträglichkeiten:

WOCHE:

	FRÜHSTÜCK	MITTAGESSEN	ABENDESSEN	SNACKS
MONTAG				
DIENSTAG				
MITTWOCH				
DONNERSTAG				
FREITAG				
SAMSTAG				
SONNTAG				

EINKAUFSLISTE

Notizen/Symptome/Unverträglichkeiten:

	FRÜHSTÜCK	MITTAGESSEN	ABENDESSEN	SNACKS
MONTAG				
DIENSTAG				
MITTWOCH				
DONNERSTAG				
FREITAG				
SAMSTAG				
SONNTAG				

EINKAUFSLISTE

Notizen/Symptome/Unverträglichkeiten:

	FRÜHSTÜCK	MITTAGESSEN	ABENDESSEN	SNACKS
MONTAG				
DIENSTAG				
MITTWOCH				
DONNERSTAG				
FREITAG				
SAMSTAG				
SONNTAG				

EINKAUFSLISTE

Notizen/Symptome/Unverträglichkeiten:

	FRÜHSTÜCK	MITTAGESSEN	ABENDESSEN	SNACKS
MONTAG				
DIENSTAG				
MITTWOCH				
DONNERSTAG				
FREITAG				
SAMSTAG				
SONNTAG				

EINKAUFSLISTE

Notizen/Symptome/Unverträglichkeiten:

WOCHE:

	FRÜHSTÜCK	MITTAGESSEN	ABENDESSEN	SNACKS
MONTAG				
DIENSTAG				
MITTWOCH				
DONNERSTAG				
FREITAG				
SAMSTAG				
SONNTAG				

EINKAUFSLISTE

Notizen/Symptome/Unverträglichkeiten:

	FRÜHSTÜCK	MITTAGESSEN	ABENDESSEN	SNACKS
MONTAG				
DIENSTAG				
MITTWOCH				
DONNERSTAG				
FREITAG				
SAMSTAG				
SONNTAG				

EINKAUFSLISTE

Notizen/Symptome/Unverträglichkeiten:

WOCHE: _______________

	FRÜHSTÜCK	MITTAGESSEN	ABENDESSEN	SNACKS
MONTAG				
DIENSTAG				
MITTWOCH				
DONNERSTAG				
FREITAG				
SAMSTAG				
SONNTAG				

EINKAUFSLISTE

Notizen/Symptome/Unverträglichkeiten:

WOCHE:

	FRÜHSTÜCK	MITTAGESSEN	ABENDESSEN	SNACKS
MONTAG				
DIENSTAG				
MITTWOCH				
DONNERSTAG				
FREITAG				
SAMSTAG				
SONNTAG				

EINKAUFSLISTE

Notizen/Symptome/Unverträglichkeiten:

WOCHE:

	FRÜHSTÜCK	MITTAGESSEN	ABENDESSEN	SNACKS
MONTAG				
DIENSTAG				
MITTWOCH				
DONNERSTAG				
FREITAG				
SAMSTAG				
SONNTAG				

EINKAUFSLISTE

Notizen/Symptome/Unverträglichkeiten:

WOCHE: _______________________

	FRÜHSTÜCK	MITTAGESSEN	ABENDESSEN	SNACKS
MONTAG				
DIENSTAG				
MITTWOCH				
DONNERSTAG				
FREITAG				
SAMSTAG				
SONNTAG				

EINKAUFSLISTE

Notizen/Symptome/Unverträglichkeiten:

WOCHE:

	FRÜHSTÜCK	MITTAGESSEN	ABENDESSEN	SNACKS
MONTAG				
DIENSTAG				
MITTWOCH				
DONNERSTAG				
FREITAG				
SAMSTAG				
SONNTAG				

EINKAUFSLISTE

Notizen/Symptome/Unverträglichkeiten:

WOCHE:

	FRÜHSTÜCK	MITTAGESSEN	ABENDESSEN	SNACKS
MONTAG				
DIENSTAG				
MITTWOCH				
DONNERSTAG				
FREITAG				
SAMSTAG				
SONNTAG				

EINKAUFSLISTE

Notizen/Symptome/Unverträglichkeiten:

WOCHE:

	FRÜHSTÜCK	MITTAGESSEN	ABENDESSEN	SNACKS
MONTAG				
DIENSTAG				
MITTWOCH				
DONNERSTAG				
FREITAG				
SAMSTAG				
SONNTAG				

EINKAUFSLISTE

Notizen/Symptome/Unverträglichkeiten:

WOCHE:

	FRÜHSTÜCK	MITTAGESSEN	ABENDESSEN	SNACKS
MONTAG				
DIENSTAG				
MITTWOCH				
DONNERSTAG				
FREITAG				
SAMSTAG				
SONNTAG				

EINKAUFSLISTE

Notizen/Symptome/Unverträglichkeiten:

	FRÜHSTÜCK	MITTAGESSEN	ABENDESSEN	SNACKS
MONTAG				
DIENSTAG				
MITTWOCH				
DONNERSTAG				
FREITAG				
SAMSTAG				
SONNTAG				

EINKAUFSLISTE

Notizen/Symptome/Unverträglichkeiten:

	FRÜHSTÜCK	MITTAGESSEN	ABENDESSEN	SNACKS
MONTAG				
DIENSTAG				
MITTWOCH				
DONNERSTAG				
FREITAG				
SAMSTAG				
SONNTAG				

EINKAUFSLISTE

Notizen/Symptome/Unverträglichkeiten:

WOCHE: ___________________________________

	FRÜHSTÜCK	MITTAGESSEN	ABENDESSEN	SNACKS
MONTAG				
DIENSTAG				
MITTWOCH				
DONNERSTAG				
FREITAG				
SAMSTAG				
SONNTAG				

EINKAUFSLISTE

Notizen/Symptome/Unverträglichkeiten:

	FRÜHSTÜCK	MITTAGESSEN	ABENDESSEN	SNACKS
MONTAG				
DIENSTAG				
MITTWOCH				
DONNERSTAG				
FREITAG				
SAMSTAG				
SONNTAG				

EINKAUFSLISTE

Notizen/Symptome/Unverträglichkeiten:

WOCHE: ___________________________

	FRÜHSTÜCK	MITTAGESSEN	ABENDESSEN	SNACKS
MONTAG				
DIENSTAG				
MITTWOCH				
DONNERSTAG				
FREITAG				
SAMSTAG				
SONNTAG				

EINKAUFSLISTE

Notizen/Symptome/Unverträglichkeiten:

WOCHE:

	FRÜHSTÜCK	MITTAGESSEN	ABENDESSEN	SNACKS
MONTAG				
DIENSTAG				
MITTWOCH				
DONNERSTAG				
FREITAG				
SAMSTAG				
SONNTAG				

EINKAUFSLISTE

Notizen/Symptome/Unverträglichkeiten:

WOCHE:

	FRÜHSTÜCK	MITTAGESSEN	ABENDESSEN	SNACKS
MONTAG				
DIENSTAG				
MITTWOCH				
DONNERSTAG				
FREITAG				
SAMSTAG				
SONNTAG				

EINKAUFSLISTE

Notizen/Symptome/Unverträglichkeiten:

WOCHE:

	FRÜHSTÜCK	MITTAGESSEN	ABENDESSEN	SNACKS
MONTAG				
DIENSTAG				
MITTWOCH				
DONNERSTAG				
FREITAG				
SAMSTAG				
SONNTAG				

EINKAUFSLISTE

Notizen/Symptome/Unverträglichkeiten: